DES THYROIDITES

DANS LA CONVALESCENCE

DE LA FIÈVRE TYPHOIDE

PAR

Georges PINCHAUD,

Docteur en médecine de la Faculté de Paris.

PARIS

A. PARENT, IMPRIMEUR DE LA FACULTÉ DE MÉDECINE

29-31, RUE MONSIEUR-LE-PRINCE, 29-31

1881

DES THYROIDITES

DANS LA CONVALESCENCE

DE LA FIÈVRE TYPHOIDE

PAR

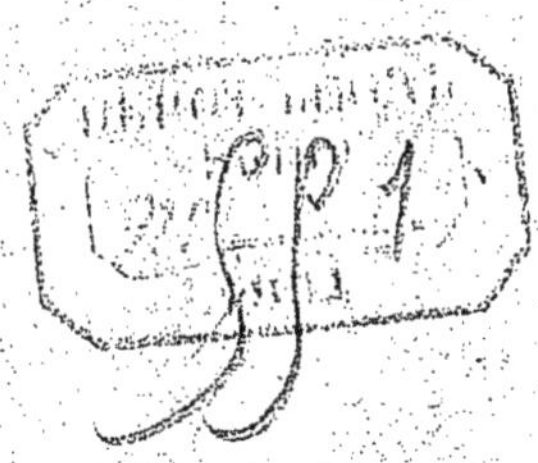

Georges PINCHAUD,

Docteur en médecine de la Faculté de Paris.

PARIS

A. PARENT, IMPRIMEUR DE LA FACULTÉ DE MÉDECINE

29-31, RUE MONSIEUR-LE-PRINCE, 29-31

1880

A MON PÈRE

A MA MÈRE

A MES PARENTS

A MES AMIS

A MES MAITRES

DES THYROIDITES

DANS LA CONVALESCENCE

DE LA FIÈVRE TYPHOÏDE

Un malade arrivé à la période de convalescence de la fièvre typhoïde ne peut pas encore être considéré à l'abri de tout accident : il est exposé à un certain nombre de complications étudiées surtout dans ces dernières années. Parmi ces complications, il en est une, peu observée jusqu'ici, surtout chez nous, dont il nous a été donné de recueillir quelques observations. Il s'agit des inflammations du corps thyroïde, sain ou altéré primitivement, qui peuvent survenir dans la convalescence de la fièvre typhoïde, nous avons cru utile de rapprocher ces faits des inflammations survenues dans d'autres organes au milieu des mêmes conditions. C'est ainsi qu'on a tour à tour étudié l'orchite signalée surtout par Chedevergne, Griesinger, Duffey (de Dublin), Hanot, Vidal, Bucquoy, Sabourin ; la parotidite décrite fréquemment ; la mammite (Leudet). D'autres inflammations, suivies parfois de suppuration, ont été de même signalées dans divers tissus :

tissu cellulaire de la fosse ischio-rectale (Châlot); tissu musculaire (Jacobs, 1873; Barrot, 1876); tissu cellulaire des grandes lèvres (Siredey); enfin les faits récents d'ostéo-myélite (Kocher, de Berne), de périostite (Mercier, 1879; Levesque, 1879) et d'ostéo-périostite (Legendre, 1880).

Les observations de thyroïdites suppurées consécutives à un goitre dans la convalescence de la fièvre typhoïde sont assez rares dans la science. Nous rencontrons signalée celle de Liebermeister (1876); Lucke dans la Pathologie de Pithaet Billroth signale également cette complication; puis viennent les cas publiés par Lebert, par Kocher (1878). Nous avons trouvé une observation de Louis Starr (1), intitulée cure spontanée d'un goitre à la suite d'une fièvre typhoïde.

Avec certains auteurs nous désignerons sous le nom de strumite l'inflammation de la glande thyroïde altérée ou inflammation d'un goitre, et nous reserverons le nom de thyroïdite à l'inflammation de la glande saine.

Nous avons eu l'occasion d'observer dans le service de M. le professeur Jaccoud suppléé par M. le Dr Huchard, le malade qui fait le sujet de notre première observation.

(1) Philadelphia Medical Times, 1878.

Obs. I. — Strumite développée dans la convalescence d'une fièvre typhoïde. — Guérison du goitre. (Observation recueillie par M. Veil, interne des hôpitaux et communiquée à la Société clinique.)

Gaillard St..., âgé de 22 ans, journalier, entre le 11 août 1880 à la salle Saint-Jérôme, lit n° 15, hôpital Lariboisière.

Cet individu habite Paris depuis quatre mois. Il y est arrivé n'ayant eu dans son pays aucune maladie, mais porteur d'un goitre d'un volume moyen. Le diamètre du cou, au niveau de la partie moyenne, était de 54 centimètres. La peau a son aspect normal à la surface de la tumeur. La consistance de cette dernière est assez marquée. Cette affection est, nous dit-il, assez commune dans son pays (Chambar, Italie).

Depuis huit jours le malade se sent faible, mal en train. Il a perdu l'appétit, a saigné du nez ; dans l'impossibilité de travailler il se met au lit. Au bout de deux jours la diarrhée commence, la céphalalgie augmente et cet état s'accentue jusqu'à son entrée à l'hôpital.

A la visite du 11 août, le malade se présente avec un faciès très abattu. La faiblesse est toujours très grande et la diarrhée est de plus en plus abondante. Taches rosées peu nombreuses. Temp. 39°3.

Du 11 au 28 août, la fièvre typhoïde évolue classiquement, sans présenter rien de spécial à signaler. Comme traitement : julep, extrait de quinquina, limonade.

Le 28. La température était revenue à la normale et le malade se sentait très bien.

Le 29. Il se plaint d'une douleur plus accentuée au niveau du cou et l'on constate à la surface du goitre une légère rougeur.

Les jours suivants, la douleur persiste, la rougeur s'étend, le goitre augmente de volume, en même temps la température qui était restée à 37° remonte à 38°6.

1er septembre. La consistance du goitre a beaucoup diminué sans que l'on puisse cependant percevoir de la fluctuation. Le malade se plaint d'être gêné dans ses mouvements de respiration et de déglutition.

Le 6. M. Humbert, chirurgien des hôpitaux, est appelé pour voir le malade ; il constate une augmentation du goitre considérable ; il a en effet plus que doublé de volume. La peau est très rouge. Autour de la tumeur on constate un léger œdème ; enfin dans toute l'étendue du goitre la fluctuation est très nette.

M. Huchard faisant constater que toute la tumeur participe au travail inflammatoire, émet l'opinion que cette thyroïdite pourrait bien devenir le point de départ de la guérison du goitre, opinion absolument confirmée comme nous le verrons plus loin.

Le 8. Une incision est pratiquée sur le point le plus saillant situé un peu à gauche. Il s'écoule une grande quantité de pus. Un drain est mis au fond de la plaie. Un pansement de Lister est appliqué. Au bout de deux jours la température retombe à 37°. Les phénomènes de compressions ont complètement disparu. Des injections phéniquées sont faites tous les jours dans la plaie.

La tumeur revient peu à peu sur elle-même et le malade peut, complètement cicatrisé, passer à Vincennes dans les premiers jours d'octobre.

Le diamètre du cou ne dépasse pas sensiblement le diamètre ordinaire. On sent à peine deux ou trois petits noyaux sur les côtés du larynx.

Cette première observation nous semble intéressante à plusieurs points de vue. C'est d'abord la date précoce, relativement, de l'apparition de la complication. C'est ensuite l'heureux résultat obtenu en un court espace de temps. Il n'est pas rare de voir l'inflammation thyroïdienne, survenant même en dehors de la fièvre typhoïde, amener peu à peu la disparition ou du moins une diminution du volume considérable du goitre préexistant; mais c'est le plus souvent après de nombreuses et longues péripéties. Ici malgré les mauvaises conditions de résistance dans lesquelles se trouvait notre malade, tout se passe heureusement.

Obs. II. — Strumite survenue pendant la convalescence d'une fièvre typhoïde ; inflammation et suppuration d'une partie de la tumeur. Hypertrophie et engorgement chronique du corps thyroide persistant dans la suite pendant plus d'une année. (Clinique de Necker, Dr E. Barrié, chef de clinique.)

Marie Ch... 25 ans, couturière, entre salle Saint-Adélaïde, n° 11, le 23 octobre. Originaire d'Alsace ;

dans son village beaucoup de femmes sont atteintes de
goitre, et, dans sa propre famille, de mère en fille,
on est porteur d'une semblable lésion. Pas de maladies, antérieures autres qu'une rougeole pendant son
enfance.

La malade, nouvellement arrivée à Paris, est souf-
frante depuis une quinzaine de jours; début lent et
progressif, céphalalgie, étourdissements, épistaxis
répétées pendant deux jours, inappétence, courbature extrême, insomnie, un peu de diarrhée.

A son entrée, on constate chez la malade tous les
signes d'une dothiénenterie d'intensité moyenne:
ballonnement du ventre, éruption rosée lenticulaire,
gargouillement dans la fosse iliaque droite, diarrhée,
langue sèche, vertiges, quelques râles sibilants aux
deux bases, grosse rate, etc. Le pouls bat à 96, il
est mou, dépressible; température axillaire 38°8.

La fièvre typhoïde suit son cours, sans complication aucune, les accidents sont légers, et jamais la
température ne dépasse 39°.

On arrive ainsi vers le 22 novembre; à cette époque la fièvre était tombée depuis dix jours; la malade
en pleine convalescence commencait à manger, lorsque, sans cause apparente, elle se plaint le soir de
céphalalgie, de courbature; l'appétit, très vif d'abord,
a disparu totalement; la langue est blanche et sèche.
Ce malaise persiste pendant deux ou trois jours, lorsque la malade accuse bientôt une douleur sourde au
niveau de la partie antérieure du cou.

Dans cette région existe un goitre très petit, dont

la malade connaît l'existence depuis plus de sept années; jamais jusqu'ici il ne lui a causé aucune gêne.

Pendant les jours suivants, nous constatons que le
corps thyroïde se tuméfie. Du volume d'une noix, il
a pris bientôt celui d'une orange, et vers la fin novembre, il est devenu aussi gros que les deux poings;
à la palpation on perçoit un véritablement empâtement de la tumeur, avec battements vasculaires profonds. La fièvre s'allume : température, 39°4; pouls,
116; la peau au niveau de la tumeur prend une teinte
rouge violacé, l'empâtement est moins net; la malade
éprouve de vives douleurs lancinantes qui provoquent
de l'insomnie; le cou est immobilisé et les moindres
mouvements sont douloureux. Application de dix
sangsues, cataplasmes émollients.

Le 3 décembre on perçoit nettement, à le partie supérieure de la tumeur, de la fluctuation dans un espace large comme une pièce de 5 francs; on fait une
ponction avec le bistouri, et il s'écoule environ
150 grammes d'un pus épais, verdâtre et infect.

A partir de ce moment, amélioration extrême de
l'état de la malade, la fièvre tombe au bout de quatre jours; néanmoins pendant près d'une semaine la
tumeur continue à suppurer; peu à peu la plaie se
tarit et se cicatrise, et le 28 décembre la malade quit-
tait l'hôpital.

A cette époque le goitre avait le volume du poing
et se présentait avec un aspect particulier : Aplati et
déprimé à la partie supérieure, dans la région où
s'était établie la suppuration, il était surtout volumi-

neux dans les 2ı3 inférieurs où persiste une sorte d'engorgement chronique, donnant à la palpation une sensation de renittence extrême.

Près d'une année après, j'ai eu l'occasion de revoir la malade à la consultation de Necker : l'état de son goitre ne s'était pas modifié.

Cette seconde observation rentre dans la catégorie de celles dont nous parlions plus haut. Bien que la malade n'ait pas eu à supporter une fièvre typhoïde plus grave que le malade précédent, l'inflammation n'est pas franche. Le pus qui sort est un pus infect, l'état général est grave. Enfin, bien que le volume du goitre n'approchât de beaucoup celui du premier malade, il ne diminue pas et la tumeur reste indurée. Faut-il attribuer ce résultat au mode de traitement employé ? Dans le premier cas on a incisé largement, dans le second on s'est contenté de faire une ponction. Nous ne le croyons pas et nous pensons qu'il faut plutôt attribuer cela à ce que dans la première observation nous voyons la glande entière participer à l'inflammation.

ANATOMIE ET PHYSIOLOGIE.

On sait que chez l'homme le corps thyroïde est constitué par deux parties dites lobes du corps thyroïde réunies par une partie rétrécie ou isthme du corps thyroïde. Enfin il existe un prolongement qui peut manquer quelquefois et qui, connu sous le nom de pyramide de Lalouette, remonte plus ou moins haut le long du larynx.

Le siège de cet organe en avant de la trachée sur laquelle il est appliqué par des brides aponévrotiques et musculaires avec le larynx, et par l'intermédiaire de ces deux organes avec l'œsophage, explique bien quelques-uns des symptômes que nous aurons à étudier plus loin.

Le paquet vasculo-nerveux, qui descend en longeant les tubes aériens et digestifs, n'est pas davantage à l'abri lorsque le corps thyroide vient à augmenter de volume.

La structure du corps thyroïde fut longtemps méconnue. Cet organe fut longtemps regardé comme analogue aux autres glandes et muni d'un conduit excréteur, ou même de plusieurs en rapport avec la trachée, la bouche, l'œsophage. Ne pouvant faire ici un historique complet de cette question, rappelons seulement que tous les travaux antérieurs furent résumés dans un important travail que fit paraitre Legendre en 1852 et que Boéchat, en 1873, réunit dans une thèse remarquable les nouvelles connaissances acquises depuis cette époque sur la structure du corps thyroïde en y ajoutant le fruit de ses propres recherches.

Il serait pourtant très important pour nous d'être fixé sur la constitution de cet organe. Si, comme certains auteurs l'ont prétendu et le prétendent encore, le corps thyroïde contient des vésicules closes, analogues à celles qu'on trouve dans la rate et dans la muqueuse intestinale, il devient facile d'expliquer le rapport qui peut exister entre la fièvre typhoïde et diverses altérations du corps thyroïde.

Tous les auteurs admettent pour cette glande une charpente de tissu conjonctif qui forme à la périphérie une enveloppe complète au corps thyroïde et qui, par sa face profonde, donne naissance à une foule de prolongements qui circonscrivent entre eux des cavités plus ou moins considérables. Ces prolongements donnent eux-mêmes naissance à des travées cellulo-fibreuses plus minces qui viennent se perdre insensiblement entre les organes que nous étudierons plus loin.

C'est à propos de ces dernières qu'existent des divergences entre les anatomistes. D'après M. Sappey, ces éléments qu'il appelle vésicules du corps thyroïde, vésicules glandulaires ou follicules clos, ont une forme arrondie. Leur diamètre est plus petit que celui des follicules clos de l'intestin : il varie de $0^{mm}1$ à $0^{mm}2$. Leurs parois sont extrêmement minces, transparentes, peu résistantes et homogènes. Elles n'adhèrent que faiblement aux fibres du tissu conjonctif qui les entourent de toutes parts, de sorte que l'on peut parfois les isoler. Leur surface interne est revêtue d'une simple couche de cellules polygonales, suivant Kolliker, et d'un épithélium nucléaire sphérique qui ne formerait pas une couche continue, selon M. Ch. Robin.

Les conclusions du travail de Boechat ne concordent pas avec les précédentes : « Les cavités du corps thyroïde ne constituent pas des vésicules closes, ce sont des cavités qui communiquent largement les unes avec les autres. La membrane épithéliale paraît former à elle seule la paroi de ces cavités contenues dans les aréoles de la charpente. Elle est directement adossée sur un grand nombre de points à la paroi endothéliale des vaisseaux lymphatiques. »

Qnant au contenu de ces vésicules, il consiste en un liquide tenant en suspension des granulations plus ou moins abondantes. Plus tard, d'après Boéchat, le contenu des cavités est formé par ce que l'on désigne sous le nom de matière colloïde, substance liquide et visqueuse. D'où vient ce produit ? Les uns admettent qu'il provient de l'exsudation des alvéoles, les autres qu'il est le résultat de la transformation des cellules elles-mêmes ; quelques-uns enfin, parmi lesquels Virchow, estiment qu'il se forme dans les cellules une matière albumineuse; celui-ci devient libre, tantôt parce que les cellules se détruisent, tantôt parce qu'il se sépare de celles-ci au contact des alcalins et des sels, pour produire alors des granulations gélatineuses (colloïde) dans l'intérieur des cavités thyroïdiennes.

Les vaisseaux lymphatiques du corps thyroïde se rendent dans les ganglions situés au-dessous du sterno-mastoïdien ; quelques-uns dans les ganglions placés au-dessous du thymus, au devant de la trachée et à l'entrée de la cavité thoracique.

Leur origine n'est pas encore parfaitement connue. D'après M. Boechat, les réseaux qui donnent naissance à ces troncs seraient contenus dans le stroma de tissu conjonctif qui sert de charpente à cet organe. Ces réseaux sont formés par des sinus lymphatiques communiquant largement les uns avec les autres. C'est dans ses mailles que se trouvent les cavités thyroïdiennes dont les parois sont accolées sur un grand nombre de points à celles des lymphatiques.

Les artères du corps thyroïde naissent de la carotide externe et de la sous-clavière, et se terminent, après avoir formé une trame très abondante à la surface de l'organe, par un réseau capillaire très développé autour des vésicules sur lesquelles elles envoient leurs terminaisons les plus ténues. Les veines sont plus nombreuses et plus volumineuses. Dépourvues de valvules, elles se partagent en thyroïdiennes supérieures qui accompagnent l'artère correspondante, en thyroïdiennes moyennes qui ne sont pas constantes et qui se jettent dans la jugulaire interne; enfin en veines thyroïdiennes inférieures qui s'aboutent les unes au tronc veineux brachio-céphalique gauche, les autres à la terminaison de la jugulaire interne.

Les nerfs, peu étudiés dans leurs terminaisons, viennent du pneumogastrique et du sympathique.

Nous n'avons presque rien à dire sur les usages du corps thyroïde. Les uns voient en lui un organe analogue aux follicules clos isolés ou agminés de l'intestin, à la rate, aux glandes lymphatiques. D'autres, au contraire, le séparant complètement de ces organes dits lymphoïdes, lui refusent toute action sur la constitution du sang, aussi bien pour la fabrication des

globules rouges que celle des globules blancs. Ils
ne le regardent que comme un agent de la circulation et comme un diverticulum de la circulation cé-
rébrale.

SYMPTOMATOLOGIE.

Nous allons étudier les symptômes que présente le
corps thyroïde enflammé, selon que ce dernier était
primitivement sain ou altéré. Nous étudierons ensuite
les particularités de ces affections, lorsqu'elles sont
consécutives à la fièvre typhoïde.

Cette complication de la convalescence de la fièvre
typhoïde apparaît parfois un jour ou deux après la
chute de la fièvre et peut dans d'autres cas être re-
tardée jusqu'au dixième jour et même plus longtemps.
En cela, pour le moment d'apparition, la thyroïdite se
rapproche des autres complications que nous signa-
lerons plus loin et en particulier de l'orchite.

Dans nos observations, comme dans celles des différents auteurs, il s'agissait d'individus jeunes. Quant
au sexe, la plus grande fréquence du goître chez la
femme explique également la plus grande fréquence
de cette complication chez elle.

Des symptômes locaux et des symptômes généraux
caractérisent le début de la thyroïdite. Ces derniers
consistent, comme dans toute affection aiguë, en fièvre,
céphalalgie, inappétence, soif très vive. Ceux-ci sont

Pinchaud.   2 d'autant plus faciles à reconnaître que le malade avait recommencé à manger, que la température était redevenue normale depuis quelques jours seulement et que le malade est à cette époque encore soumis à une observation plus ou moins rigoureuse ; tandis que d'autres complications survenant dans le cours de la dothiénentérie passent souvent inaperçus, vu l'état de stupeur et d'insensibilité dans lequel se trouve le malade. Ici nous trouvons, dès le début, une douleur nettement accusée.

Le siège de cette douleur est variable. Tantôt elle est sur la ligne médiane au-dessous du larynx, tantôt sur les parties latérales ou sur les deux côtes à la fois. Le malade se plaint d'élancements dans toute la région sous-hyoïdienne. Les différents mouvements du cou exagèrent cette douleur, surtout l'extension et le patient croit diminuer ses souffrances en fléchissant la tête.

On sait que le corps thyroïde est intimement uni au canal aérien, et qu'un des caractères des tumeurs de cet organe est de suivre les mouvements de cet organe. La déglutition est pénible. Le malade aime mieux se condamner à souffrir de la soif, qui est toujours très vive, que de provoquer de nouvelles douleurs.

La respiration se fait normalement, parfois cependant il survient de la dyspnée, et la voix n'est nullement altérée.

On observe quelquefois à la surface du corps thyroïde une certaine rougeur, en mêms temps qu'un développement plus ou moins prononcé des veines sous-cutanées aboutissant à cette région. Bientôt, quelquefois même au bout de douze, de vingt-quatre, de trente-six heures même, le corps thyroïde se dessine sous la peau, tantôt d'une manière régulière, tantôt au contraire inégalement selon les points atteints par l'inflammation.

La palpation permet de circonscrire ordinairement les limites de cette tuméfaction. Ce genre d'exploration est très douloureux et souvent ce n'est que légèrement, du bout des doigts, qu'il est possible d'examiner l'état du corps thyroïde.

Les auteurs signalent, et nous avons eu l'occasion de le signaler dans une de nos observations, un œdème plus ou moins considérable qui, tout en amenant une saillie de la région sous-hyoïdienne, ne permet pas de voir ou de palper l'organe malade. La palpation, lorsqu'elle peut être pratiquée, fait constater en même temps les mouvements que communiquent à la tumeur les mouvements du larynx dans les actes de la déglutition.

La consistance du corps thyroïde est alors augmentée. Tels sont les symptômes initiaux. Ils durent plus ou moins longtemps, restent stationnaires pendant un jour ou deux.

Souvent la thyroïdite se termine par résolution; mais en considérant l'état de débilité dans lequel se trouve un malade à peine sorti d'une fièvre typhoïde plus ou moins grave, on comprend facilement que le plus souvent on observe de la suppuration.

Celle-ci s'annonce par ses symptômes ordinaires : la fièvre redouble, le malade se plaint de frissons, en même temps la rougeur diffuse que nous avons signalée au début se localise en certains points. La fluctuation n'est pas toujours facile à constater. Outre que cette exploration est douloureuse, elle augmente la gêne de la respiration et par conséquent ne peut pas être prolongée.

Il n'est pas rare de percevoir, en l'absence de toute communication avec l'extérieur ou le canal aérien, une crépitation due au mélange des gaz développés au milieu du pus et du sang.

Le cas le plus favorable, lorsqu'il y a eu suppuration, est que le pus se fasse jour à l'extérieur. Mais il peut fuser dans les différents conduits qui sont au voisinage du corps thyroïde: le pharynx, l'œsophage, mais surtout la trachée, dont il est parfois expulsé après de violents accès de toux ou de suffocation.

Enfin l'inflammation peut se propager au tissu cellulaire du cou et, par l'intermédiaire de ce dernier, à celui du médiastin, complication dont on prévoit facilement le résultat.

Lorsque la thyroïdite se développe dans un corps thyroïde dégénéré, on peut observer quelques particularités qu'il est important de signaler. Le malade avait déjà le cou augmenté de diamètre. On voit celui-ci doubler quelquefois de volume dans un temps relativement très court. Une fluctuation très étendue est bientôt facile à constater. De grosses veines rampent à la surface de la tumeur.

A la compression des organes déjà signalés plus haut se joint celle du paquet vasculo-nerveux qui explique l'œdème de la face et surtout les phénomènes cérébraux que l'on observe parfois dans le cours de l'inflammation d'un goitre.

La gêne de la déglutition, la dyspnée s'observent à un degré plus marqué que dans la thyroïdite simple et, lorsque ces symptômes atteignent leur maximum, le malade se trouve exposé à tous les dangers du goitre suffocant.

La dyspnée dans ce cas est considérable. Parfois elle apparaît subitement et peut tuer du premier coup l'individu ; d'autres fois, présentant des rémissions, elle a des exacerbations redoutables dues tantôt à l'inflammation de l'arbre respiratoire ou à une disposition particulière de la tumeur. Celle-ci, descendant derrière le sternum, ne peut se développer librement au moments des poussées congestives ; la trachée se trouve subitement comprimée et le passage de l'air peut être complètement supprimé.

Nous n'avons presque rien à ajouter à ce que nous avons dit à propos de la suppuration de la thyroïdite simple. Elle est parfois difficile à constater en ce sens que le goitre pouvait avoir quelques points de sa surface fluctuants antérieurement.

La quantité de pus souvent infect est ordinairement considérable, ainsi que l'on peut le constater dans une de nos observations. Enfin il peut persister pendant longtemps des trajets fistuleux, des indurations qui n'existaient pas auparavant dans le goitre, ou lorsque le corps thyroïde était sain, une poche à parois épaisses rigides, quelquefois incrustées de dépôts calcaires (Gosselin).

La mort peut survenir à la suite de cette complication de la fièvre typhoïde, par plusieurs mécanismes. Au début, par l'intensité des phénomènes inflammatoires limités au corps thyroïde ou se communiquant au tissu cellulaire de la région avoisinante. A la même période la gêne de la respiration peut être telle que le malade meurt asphyxié. Enfin plus tard la suppuration prolongée peut achever le malade déjà plus ou moins débilité par sa fièvre typhoïde.

Mais il s'en faut que le pronostic soit toujours aussi grave et le malade peut non seulement supporter sans grand dommage ce nouvel assaut, mais encore tirer profit de ce que l'on pouvait d'abord redouter pour lui. Si le corps thyroïde était sain, il revient peu à peu à son état normal. Le goitre également reprend son état antérieur; mais, comme on peut s'en convaincre dans une de nos observations, ainsi que dans celle de Starr, le malade peut être complètement débarrassé de son goitre après qu'il a suppuré.

Un autre mécanisme de guérison est la gangrène qui peut s'emparer d'une partie de la tumeur. Celle-ci s'élimine en partie et le goître disparaît lorsque les phénomènes de résorption et de suppuration n'emportent pas le malade.

Avant de terminer cette étude symptomatologique, il est important de connaître les signes qui permettront de reconnaître l'inflammation du corps thyroïde

Nous ne ferons que mentionner la congestion qui n'est souvent que le premier degré de l'inflammation.

Le phlegmon du cou peut être observé dans la convalescence de la fièvre typhoïde, et les deux affections pourraient être prises l'une pour l'autre. Dans le cas de phlegmon il y a un empâtement général de la région dont le point de départ est situé souvent plus en dehors que les lobes du corps thyroïde : il est impossible de percevoir aucune partie de ce dernier ; l'œdème est plus considérable.

Il est encore un certain nombre d'affections étrangères au corps thyroïde et qui, au premier abord, pourraient être confondues avec celle que nous étudions. Duplay signale le phlegmon rétro-pharyngien lorsque le pus, ayant fusé sur les parties latérales du cou, vient s'infiltrer dans le tissu cellulaire qui environne la trachée. En considérant la marche de la maladie, on arrivera le plus souvent à un diagnostic exact. Un examen attentif permettra également de reconnaître avec facilité l'existence d'une angine, d'une laryngite.

Le diagnostic de la strumite est parfois plus compliqué ; cependant, en se basant sur les considérations suivantes, on pourra le plus souvent y arriver.

L'accroissement rapide que le corps thyroïde a subi dans les derniers mois, à plus forte raison dans les derniers jours, a coïncidé avec l'apparition des premiers troubles ; cet accroissement peut être uniforme des deux côtés ou n'être constitué que par la production de bosselures ou de saillies nouvelles sur l'un ou l'autre côté.

L'invasion des phénomènes inflammatoires s'emparant de la totalité de la glande ou seulement d'une de ses parties, fera que le siège en sera un peu différent.

La forme spéciale de la tumeur, sa consistance, jointes aux signes précédemment décrits, les commémoratifs d'une maladie générale, en particulier d'une fièvre typhoïde récente, d'une variole, pourront encore aider au diagnostic. La grossesse et surtout l'état puerpéral peuvent également prédisposer à cette inflammation du goitre.

La dyspnée que l'on observe dans la strumite pourrait faire croire à une maladie du larynx, l'examen laryngoscopique rectifiera bientôt le diagnostic.

Nous n'insisterons pas sur toutes les affections qui peuvent être confondues avec la thyroïdite qui envahit un goitre, mais nous ne pouvons passer sous silence le cancer du corps thyroïde qui « par sa marche rapide, par la douleur qui l'accompagne, par l'apparition de tuméfactions rouges, bosselées, comme fluctuantes et parfois adhérentes à la peau, peut faire hésiter le diagnostic entre une inflammation à marche subaiguë et un encéphaloïde. » Outre qu'il est rare de rencontrer la fièvre typhoïde chez un cancéreux, nous savons que la thyroïdite a une marche plus aiguë encore que celle du cancer et qu'on peut trouver la suppuration dès le quinzième jour.

ÉTIOLOGIE ET PATHOGÉNIE.

Les causes de la thyroïdite ou de la strumite sont très nombreuses ; sans parler des cas survenus à la suite de traumatisme, de ponction simple ou d'injection iodée dans un goitre, et de quelques-uns même développés spontanément, nous relevons dans les auteurs ce fait que la plupart des cas publiés se sont rencontrés dans le cours ou dans la convalescence d'une affection générale ; et cette inflammation emprunte à la maladie générale dont elle dépend un caractère particulier en rapport avec cette maladie. C'est ainsi que nous voyons deux cas de thyroïdite rhumatismale, l'une de Kocher, l'autre publiée par M. Révillout (1) et prise dans le service de M. le professeur Vulpian. Ici le gonflement considérable du cou et la douleur vive ont été très passagers, et il a suffi de quarante-huit heures pour terminer l'évolution de cette affection aussi fugace que le sont les autres formes de rhumatisme.

La strumite dans la pyohémie, dont Kocher rapporte un cas, peut être rapprochée des faits survenus dans la fièvre puerpérale : l'un relaté à la Société des Sciences médicales de Lyon, 1875, est une thyroïdite d'origine puerpérale suivie de mort ; l'autre est une

(1) Gaz. des hôp., 1877.

observation de M. Tarnier (1), suppuration du corps thyroïde dans l'état puerpéral.

Vient ensuite la variole : M. Liouville, dans un mémoire (2), a publié un cas de thyroïdite varioleuse, et il signale la fréquence d'un état congestif de la glande thyroïde dans la variole.

Quelques faits plus rares sont ceux de thyroïdite signalés par Lebert dans la pneumonie et la bronchite, un même de Kocher dans l'embarras gastrique, et enfin un autre dans la convalescence d'un cholérique (3).

C'est Kocher, de Berne, qui a recueilli le plus de cas de strumite et à deux reprises, en 1874 et en 1878, il a donné les résultats de ses statistiques (4). Dans la dernière, sur 24 cas de strumite aiguë, il en comptait 6 spontanées, 9 dans les affections générales et 9 à la suite d'injections iodées.

Après avoir passé en revue les différentes affections générales dans lesquelles on rencontre la thyroïdite ou la strumite, il nous reste à rechercher les différents cas de cette affection observés dans cette maladie générale, infectieuse par excellence, la fièvre typhoïde.

Nous relevons 6 cas de strumite dans la fièvre typhoïde rapportés par Lebert, 2 cas de Kocher dans ses 9 cas dus à une affection générale; Liebermeister,

(1) Cazeaux, Traité d'accouchements, p. 449.
(2) Société de biologie, 1870.
(3) Gaz. des hôp., 12 mai 1849.
(4) Deutsche Zeitschrift f. Chirurgie, t. IV et t. X.

dans la pathologie de Ziemsen, à l'article Fièvre typhoïde, en rapporte également 1 cas; Lucke, dans la pathologie de Pitha et Billroth, signale cette complication. Enfin nous trouvons l'observation de Louis Starr (1), qui pour la marche et le résultat se rapproche beaucoup de l'une de nos observations personnelles.

Nous devons rechercher maintenant par quel mécanisme ou sous quelle influence l'inflammation d'un corps thyroïde sain ou d'un goitre peut se produire dans le cours ou pendant la convalescence de la fièvre typhoïde. Cette question jusqu'ici n'a pas été bien approfondie ni élucidée; nous nous baserons sur les différentes théories qui ont été émises pour expliquer les inflammations développées dans d'autres organes pendant la fièvre typhoïde, pour chercher à nous rendre compte de la pathogénie des faits que nous étudierons.

Parmi les complications de la fièvre typhoïde qui vont nous servir ici, nous prendrons les faits d'orchites, de mammites, de parotidites, d'abcès du larynx, etc.

L'orchite surtout a été observée un certain nombre de fois dans ces dernières années et a donné lieu à des discussions sur son mode de production dans la fièvre typhoïde. Nous relevons 2 cas d'orchite dans la convalescence de fièvre typhoïde non terminées par

(1) Philadelphia Medical Times, 1878.

suppuration de M. Lerboullet (1), 1 cas de M. Hanot (2), d'orchite typhoïde avec suppuration et élimination partielle du testicule; 1 de M. Chedevergne avec suppuration (3); Griesinger en rapporte 1 cas tiré de Villemin et 18 cas obsrvés à Malte par Duffey (4).

M. Vidal médecin principal a publié (5) 3 cas de fièvre typhoïde compliquée d'orchite : ces 3 cas sont survenus pendant la convalescence de la fièvre typhoïde à des époques différentes : l'un au troisième jour, l'autre au dixième jour, un troisième au vingtième jour. Il a de plus observé que cette complication était survenue aussi bien dans la forme bénigne que dans la forme grave de la fièvre typhoïde.

Enfin un dernier de M. Sabourin (6), d'orchite parenchymateuse dans la convalescence de la fièvre typhoïde.

Joignons à ces faits les 4 cas de mammite dans le cours de la fièvre typhoïde, signalés par Leudet (7) et les nombreux cas de parotidites doubles signalés dans les auteurs.

A propos de ces nombreux faits, voyons les opinions des différents auteurs et nous chercherons ensuite parmi elles, celles qui pourront nous servir à expli-

(1) Soc. clin., 20 juin 1877.
(2) Arch. de méd., 1878.
(3) Bull. de la Soc. anat.
(4) Dublin Journal, 1872.
(5) Bulletin de la Société clinique.
(6) France médicale, 1878.
(7) Clinique de l'Hôtel-Dieu de Rouen.

quer l'inflammation de la thyroïdite dans la fièvre typhoïde.

A propos de l'orchite, Fenomenow (1), dans un travail sur « l'état des testicules dans le typhus » a présenté l'observation de 12 sujets atteints de typhus exanthématique et abdominal, et il a constaté une altération siégeant surtout sur l'épithelium des conduits séminifères et dans la tunique épithéliale des vaisseaux sanguins. Elle consistait en une dégénérescence granulo-graisseuse prédominant dans l'épithelium des vaisseaux, de distance en distance on trouvait des hémorrhagies.

Ces recherches anatomo-pathologiques peuvent nous faire penser qu'il existe dans les nombreux vaisseaux de la thyroïde et surtout du goitre une altération analogue pouvant donner lieu à une lésion de même ordre que l'orchite.

A la suite de ses observations d'orchite M. Vidal se demande s'il a affaire à un phénomène critique; non assurément puisque dans ces cas la convalescence a précédé de 3 à 20 jours le début de l'orchite. Est-ce une inflammation locale relevant de l'excès de la température fébrile ? Non, puisqu'elle se développe longtemps après la fièvre. Est-ce analogue à l'orchite de oreillons, non encore après avoir constaté d'après Griesinger, que cette orchite est souvent de canse inconnue.

M. Vidal en cherche la nature; il dit que c'est un

____

(1) St.-Petersbourg Med. Wochen, 1878.

engorgement œdémateux du testicule, plutôt qu'une inflammation véritable : engorgement analogue à l'œdème des membres inférieurs dans la fièvre typhoïde, ayant pour origine une thrombose veineuse. En un mot pour lui cette orchite serait due à une thrombose des veines spermatiques.

D'après M. Hallopeau (1) ces altérations testiculaires devraient être rapprochées des dégénérescences viscérales que la fièvre thyphoïde détermine. Il s'agirait de lésions parenchymateuses du testicule analogues à celles du foie, de la rate, des ganglions et de toutes les autres glandes. Ces altérations pathologiques placeraient ces organes dans un état d'imminence morbide, tel que la moindre cause occasionnelle, un traumatisme, ou l'abus fonctionnel suffiraient pour provoquer leur inflammation.

Dans l'observation de M. Sabourin, d'orchite survenue onze jours après ledébut de la convalescence de la fièvre typhoïde, on ne constata aucune affection des voies urinaires, ni aucun traumatisme, rien du côté des parotides et pas d'oreillons, dans la salle. A propos de ce cas M. Huchard rattache cette fluxion testiculaire à la maladie typhoïde elle-même. M. Sabourin n'y voit qu'une localisation soit congestive simplement, soit inflammatoire sur le testicule, absolument comme on voit sous l'influence du même génie morbide, apparaître des parotidites, des mammites.

Le fait de parotidite double de M. Empis (2) est

(1) Soc. Clin., 20 juin 1877.
(2) France médicale, 1875.

survenu pendant la période d'état et non de déclin,
au quinzième jour de la fièvre typhoïde ; l'apparition
à été rapide, coïncidant ave l'aggravation de l'état
général et avec des troubles ataxiques. D'après cet
auteur l'apparition de cet complication est un signe
de malignité et dénote une altération profonde infectieuse et pestilentielle de toute l'économie.

Les abcès et la nécrose des cartilages du larynx
développés dans la fièvre typhoïde ont donné lieu à un
certain nombre d'interprétations au sujet de leur pathogénie. D'après M. Bouillaud cette nécrose serait due
à la propagation de l'inflammation de la muqueuse
au périchondre (1). Pour MM. Charcot et Dechambre
il y aurait deux processus différents : tantôt on obser-
verait une laryngite nécrosique, suite de l'inflammation de la muqueuse, tantôt une laryngite nécrosique
d'emblée.

D'après Rokitanski ces abcès seraient dus à l'inflammation des follicules clos du larynx analogues à
ceux de l'intestin.

Pour Trousseau enfin, l'ulcération de la muqueuse
s'expliquerait par la fréquence des nécroses dans la
fièvre typhoïde.

Un cas d'abcès du larynx rapporté par M. Arthur
Wynne Foot (2) nous montre un abcès développé dans
la convalecence d'une fièvre typhoïde au vingt-
deuxième jour de la maladie avec phénomènes d'œ-

(1) Thèse Obédinare, 1866.
(2) Irish Hospital Gaz., juillet 1874.

dème de la glotte, dysphagie, issue de huit onces de pus et sans altération des cartilages du larynx, car le malade a guéri sans élimination du cartilage nécrosé. Ce fait nous montre le développement de l'inflammation et de la suppuration primitivement dans la muqueuse du larynx.

De toutes ces recherches nous trouvons pour expliquer la formation des thyroïdites et des strumites dans la fièvre typhoïde tout d'abord les altérations des vaisseaux analogues à celles du testicule décrit par Fenomenow, altérations qui peuvent exister dans l'épithélium des vaisseaux sanguins du corps thyroïde. Nous pouvons admettre la thrombose veineuse des veines thyroïdiennes, aussi bien que la thrombose des veines spermatiques signalées par M. Vidal.

Après avoir signalé la possibilité de ces deux ordres de lésions, nous ajouterons une chose qui nous paraît encore plus plausible. La fièvre typhoïde est une maladie générale infectieuse qui atteint tous les organes mais particulièrement les glandes vasculaires sanguines comme la rate, les follicules clos de l'intestin. Cette altération des follicules clos expliquerait d'après M. Coyne les ulcérations de la muqueuse laryngée dans la fièvre typhoïde, ulcérations siégeant sur les cordes vocales précisément dans les points où cet auteur a découvert la présence de ces follicules.

N'est-il pas naturel de voir une glande vasculaire sanguine analogue à la rate, renfermant dans son intérieur un grand nombre de follicules clos, participer à l'inflammation des mêmes tissus dans d'autres points de l'économie; on serait presque en droit de s'étonner de la rareté relative de cette complication dans la fièvre typhoïde.

Quant à ce qui est de l'inflammation du corps thyroïde atteint de goitre, nous en trouvons l'explication dans deux auteurs.

Dans une clinique de M. le professeur Verneuil, publiée tout récemment dans le Journal de médecine et de chirurgie pratiques, sous le titre « Suppuration chez les affaiblis », nous voyons des faits signalés par l'éminent chirurgien de la Pitié, où un traumatisme insignifiant, une contusion, amène un abcès, parce que le malade était phthisique; où une pneumonie traumatique légère s'aggrava et suppura parce que le malade était albuminurique.

Le goitre, qui est une altération subaiguë ou chronique du corps thyroïde, peut être pour ainsi dire le « locus minoris resistentiæ » chez des individus affaiblis comme le sont les typhiques dans la convalescence.

Nous nous rattachons complètement à cette manière de voir en y joignant toutefois l'opinion de Kocher qui nous paraît le mieux donner la solution de cette question : « Nous croyons, dit Kocher, dans son travail de 1878 cité plus haut, que la glande thyroïde, organe tout préparé par son altération (on se souvient que cet auteur ne s'occupe que des strumites et non des thyroïdites), s'enflamme après l'arrivée dans ses vaisseaux d'éléments de fermentation. Ces éléments de putréfaction sont puisés dans l'in-

testin ou l'estomac. Ces éléments sont des micro-
coccus dont Tiégel a constaté la présence à l'état normal dans divers organes comme le pancréas. »

TRAITEMENT.

Quelle que soit la théorie que l'on adopte sur la
nature de l'affection, le traitement se rapproche de
celui que l'on met en pratique dans la thyroïdite ou
la strumite développées en dehors de l'état typhoïde.

Cependant il ne faut pas perdre de vue que l'on a
à traiter un individu profondément déprimé par une
maladie antérieure, mais d'un autre côté présentant
de grandes tendances à la suppuration. Aussi faudra-
t-il dans tous les cas remonter l'état général, et chercher un traitement de l'inflammation locale qui ne
soit pas trop débilitant.

En effet, le traitement variera selon que l'inflammation aura abouti ou non à la suppuration.

Dans l'inflammation simple, on appliquera des
cataplasmes joints à des onctions d'onguent mer-
curiel belladoné. Si l'état général le permet, quelques émissions sanguines et les purgatifs légers
seront indiqués.

Si ces moyens sont insuffisants et que l'inflammation dure un certain temps, on sera autorisé à appli-
quer sur la tumeur de larges vésicatoires volants.
Quelques auteurs ont même préconisé les incisions

préventives dans la tumeur avant toute suppuration.

Si l'on n'est pas parvenu par les moyens indiqués ci-dessus à empêcher la suppuration, il faut donner issue au pus dès que sa présence est constatée.

Les opinions varient sur la conduite à tenir dans ce cas. Bauchet conseille d'éviter les larges incisions. M. le professeur Duplay ne trouve pas de raisons pour déroger aux règles générales qui doivent présider à l'ouverture des abcès profonds dans une région où la stagnation du pus et la propagation au tissu cellulaire sont à craindre. L'hémorrhagie même est bien moins redoutable, quand, au moyen d'une large incision, on peut reconnaître sa source.

Vu la vascularité de la région on pourra au lieu du bistouri se servir du thermo-cautère pour ouvrir l'abcès.

Contrairement à l'opinion de ces auteurs, Kocher se prononce contre les incisions préventives, comme contre toutes sortes d'incisions ; mais il recommande dans la strumite, sauf des indications tout à fait spéciales, la ponction antiseptique avec la seringue de Pravaz, avec des injections d'acide phénique consécutives.

Enfin si on se décide à faire une incision, il sera bon de placer un drain dans le fond de la plaie, pour favoriser l'écoulement du pus, et le pansement antiseptique avec la méthode de Lister abrégera beaucoup le travail de la cicatrisation.

Parfois des fistules persistent, et celles-ci peuvent

entraîner l'hecticité et la mort du malade (Gosselin).
On aura alors recours aux injections désinfectantes,
au débridement de l'orifice cutané.

CONCLUSIONS.

1° La thyroïdite ou la strumite se rencontrent
comme complication dans la convalescence de la
fièvre typhoïde ;

2° Cette affection peut causer la mort du malade
par les accidents qu'elle entraîne ;

3° Dans d'autres cas, elle peut amener la guérison
d'un goitre préexistant.

BIBLIOGRAPHIE.

LEBERT. Physiologie pathologique, 1846. Krankheiten der Schild-
    drüse. Breslau. 1862.
GAZETTE DES HÔPITAUX, 12 mai 1849. Thyroïdite survenue pendant
    la convalescence d'un cholérique.
VIRCHOW. Pathologie des tumeurs, 22e leçon. Tumeurs stru-
    meuses, t. III, p. 215.
BAUCHET. Thyrhoïdite et goître enflammé. Gazette hebdoma-
    daire, 1857.
LIOUVILLE. Thyroïdite varioleuse. Mémoire de la Société de bio-
    logie, t. II, p. 91.
OLLIVIER. Etude sur les maladies chroniques d'origine puerpérale.
    Archives de médecine, 1872, janv.

BOECHAT. Recherches sur la structure normale du corps thyroïde. Thèse de Paris, 1873.

BERGER (Paul). Examen des travaux récents sur l'anatomie, la physiologie et la pathologie du corps thyroïde. Archives générales de médecine, juillet 1874 et suivants.

KOCHER. Pathologie et traitement du goitre (Deutsche Zeitschrift für Chirurgie), t. IV, p. 417, 1874, et t. X, pp. 3 et 4, 1878.

— Société médicale de Lyon, 1875. Thyroïdite d'origine puerpérale, suivie de mort.

DUPLAY. Traité élémentaire de pathologie externe, t. V, p. 168, 169 et 188.

RÉVILLOUT. Thyroïdite aiguë rhumatismale. (Gazette des hopitaux, 1877.)

LIEBERMEISTER. (Handbuch der speciallen Pathol. und Therapie, b. Ziemsen.) Abdominal typhus. Leipsig, 1876.

ROELLINGER. De la thyroïdite aiguë. Thèse de Paris, 1877.

STARR (Louis). Cure spontanée d'un goitre à la suite d'une fièvre typhoïde. (Philadelphia med. Times, avril 1878.)

KOCHER (de Berne). Etiologie et traitement de la thyroïdite et de l'ostéomyélite aiguë. (Septième congrès de la Société allemande de chirurgie. In Berlin. klinik. Wochens., 29 avril, 1878.)

DÉTRIEUX. Considération sur la thyroïdite. (Thèse de Paris, 1879.)

BOURSIER (André). De l'intervention chirurgicale dans les tumeurs du corps thyroïde. (Thèse d'agrégation, 1880.)

A. PARENT, imprimeur de la Faculté de Médecine, rue Mr-le-Prince, 31.

263

www.ingramcontent.com/pod-product-compliance
Ingram Content Group UK Ltd.
Pitfield, Milton Keynes, MK11 3LW, UK
UKHW022348120726
13694UKWH00004B/1755